Horror am Arbeitsplatz

Eckhard Schmittner

Horror am Arbeitsplatz

Roman

IMPRESSUM

Horror am Arbeitsplatz
Von Eckhard Schmittner
Exposeeautor: Andreas Schröder
Buchcover: Bettina Bauch
© 2017 Eckhard Schmittner.
Alle Rechte vorbehalten.

**Für Bettina.
Danke für deine Geduld,
für deine Hilfe und deine Liebe**

Die Geschichte unserer Kultur ist heute mehr denn je von jenen erfüllt, die sich in der Vorzeit Moloch oder Nero nannten und unablässig Opfer forderten. Ihre Namen sind längst unserer Zeit angepasst. Heute nennen wir sie Mobbing, Selbstherrlichkeit, Verachtung und Lieblosigkeit.

Peter E. Schuhmacher
(1941-2013)

Dieses Buch ist ein Roman. Die gesamte Handlung ist von A-Z von mir erfunden. Auch wenn es den Ort Pralle an der Malle vielleicht wirklich gibt, sind Ähnlichkeiten mit lebenden oder bereits verstorbenen Personen nicht beabsichtigt und rein zufällig.
Dies gilt selbstverständlich für Namen, Bezeichnungen, Firmen und Einrichtungen.
Sollten Ähnlichkeiten, Parallelen hineingedeutet werden, so ist dies eine freie Interpretation des Lesers!!!
Ich brauche mich also bei niemandem entschuldigen.

Prolog

Natürlich gibt es manchmal Stunk am Arbeitsplatz. Man ist verschiedener Meinung und kann sich nicht gleich einigen. Oder die Zeit drängt und im Stress lässt jemand Dampf ab. So etwas ist natürlich und schadet niemandem, solange es die Ausnahme bleibt und man hinterher mit ein paar Worten wieder alles ins Reine bringen kann. Oder jemand wird unverschämt, wirft einer Kollegin oder einem Kollegen eine Beleidigung an den Kopf oder macht sich über ihn lustig. Auch wenn es ärgerlich ist — so etwas gehört nun einmal zum menschlichen Zusammenleben dazu. Unverschämtheiten, dumme Scherze, die eigentlich gar keine Scherze sind.

Kommt dies eher selten vor, dann gibt es immer die Möglichkeit, sich hinterher auszusprechen, die Chance den Ärger zu bereinigen.

Krank wird man davon kaum!

Krank wird man, wenn Gehässigkeiten, die dummen „Scherze" oder die Gemeinheiten zur Routine werden.
Wenn sie beinahe täglich oder sogar wirklich täglich über die Bühne gehen, dann spricht man von Mobbing oder Psychoterror am Arbeitsplatz.
Davon handelt dieser Roman.

Kapitel

Das soziale Umfeld

Diese Geschichte spielt in Pralle an der Malle. Dort wo sich Machsen-Arltheims „Kulturhauptstadt" befindet.
Oder in einer anderen Stadt?
Sicher jedoch ist: Ausgangspunkt ist eine Kinderbetreungsstätte.
Dort wo Hilfe wirklich notwendig ist, in einem sozialen Brennpunkt!
Am „Milchteich" (so der Straßennahme) liegt das Hortgebäude.
Die Kinderbetreuungseinrichtung unterscheidet sich unter anderem auch dadurch, dass es keine klassischen Hortgruppen gibt, dafür offene Atelier- und Werkstattarbeit, inspiriert durch die wegweisenden Ideen eines französischen Reformpädagogen.

Im Stadtteil Westpark wohnt ein hoher Anteil irgendwie benachteiligter Familien, die „Hartz IV" (Arbeitslosengeld II) beziehen und ohne weiteres, geregeltes Einkommen leben müssen (manche dieser Familien wollen es sogar so...!).

Fremde Kulturen treffen dort vehement aufeinander, mangelndes Wissen, oft fehlende Toleranz und finanzielle Notsituationen begünstigen die zum Teil offen ausgetragenen Konflikte im Wohnumfeld.

In der Kinderbetreuungseinrichtung werden weit über hundert Kinder aus zwei Grundschulen aus der näheren Umgebung betreut und gefördert.

Über 40 Prozent der Kinder gehören einer fremden, also nicht deutschen Nationalität an!

Die Erzieherinnen und Erzieher verrichten einen harten und manchmal doch sehr nervenaufreibenden Job!!!

Kapitel

Mitarbeitergespräche

In der Kinderbetreuungseinrichtung, bezeichnen wir sie einfach mal als Kindertagestätte (Kita), wurden und werden jährliche Mitarbeitergespräche zwischen den Erziehern und der vorgesetzten Führungsebene geführt.

Die Mitarbeitergespräche sind für den Arbeitgeber der direkte Draht zu seinen Mitarbeitern und ein wertvolles und sogar unverzichtbares Instrument zur Personalentwicklung.

Wenn es richtig und fair durchgeführt wird.

In kleineren Betrieben und Einrichtungen erfolgen die Mitarbeitergespräche meist ausschließlich in papiergebundener Form. Also unter Verzicht auf computergestützten Analysen und Prognosen.

In der betreffenden Kindertagesstätte erfolgen die Mitarbeitergespräche mündlich und zur Unterstützung in Papierform. Die geführten Aufzeichnungen ähneln einem gefertigten Protokoll oder einer Gesprächsnotiz.

Nachfolgend einige Auszüge aus den Mitarbeitergesprächen zwischen dem Arbeitgeber (dem Träger der Kita) und der seit langen in der Einrichtung tätigen Erzieherin Frau Frederike Könnige-Sonnenblum (ehemals Kornblum-Müller).
Es werden die Jahre 2009 bis 2013 auszugsweise wiedergegeben.

Mitarbeitergespräch aus dem Jahr 2009.

Allgemein:

Frau Kornblum-Müller (jetzt Frau Könnige-Sonnenblum) hat sich in den Dienstberatungen, Arbeitskreisen zum Thema „Bildung Grundsätzlich" mit anderen Erzieherinnen auseinandergesetzt und war dabei federführend.

Stärken, Interessen, und Entwicklungsbedarf und Fortbildung:

Sie ist Motor der Einrichtung, zieht das Team mit. Vorbildwirkung, neue Ideen, Risikobereitschaft, alles was mit der Umsetzung des Bildungsprogrammes zusammenhängt setzt sie mit ihren Erfahrungen vorbildlich um.

Einschätzung der Zusammenarbeit zwischen Vorgesetzten und Mitarbeiter:
Gute Zusammenarbeit, vertrauensvoll auf freundschaftlicher Basis, offenes Verhältnis.

Mitarbeitergespräch aus dem Jahr 2010.
Allgemein:
Frau Frau Könnige-Sonnenblum hat einen positiven Einfluss auf die Erzieherin Frau Gabriele Gieseke. Sie ist motivierend mit Erfolg.

Stärken, Interessen, Entwicklungsbedarf und Fortbildung:

Keine Ängste, setzt hohe Ziele, umsichtig, reagiert auf entsprechende Situationen, kann andere positiv beeinflussen, großes Interesse am ganzen Hort, offen, kritisch.

Einschätzung der Zusammenarbeit zwischen Vorgesetzten und Mitarbeiter:
Gute Zusammenarbeit, Probleme können diskutiert werden, vorbildliche Elternarbeit.

Mitarbeitergespräch aus dem Jahr 2011.
Allgemein:
Frau Könnige-Sonnenblum unterstützt die Kollegin Gabriele Gieseke. Sie gibt ihr viele Hinweise für ihre leistungsorientierte Bezahlung.

Frau Frederike Könnige-Sonnenblum unterstützt auch Frau Manuela Rezzek für ihre LOB (leistungsorientierte Bezahlung).
Stärken, Interessen, Entwicklungsbedarf und Fortbildung:

Zielorientiertheit, viele Interessen, kann für eine Sache „brennen" und reißt andere Kollegen mit. Bereitschaft für Andere etwas zu tun. Zuverlässig, Einsatzbereit.
Einschätzung der Zusammenarbeit zwischen Vorgesetzten und Mitarbeiter.
Sehr gute verlässliche Zusammenarbeit, wir können offen miteinander reden.

Mitarbeitergespräch aus dem Jahr 2012.

Allgemein:

Frau Frederike Könnige-Sonnenblum legt großen Wert auf die Ganzheitlichkeit von „Bildung Grundsätzlich". Dies ist eine Voraussetzung für die gelingende soziale und gesellschaftliche Integration. Sie besitzt Kommunikationsfähigkeit, kann Gespräche reflektieren, freies Arbeiten in Gruppen- und Einzelarbeit.

Stärken, Interessen, Entwicklungsbedarf und Fortbildung:
Stellt hohe Anforderungen an ihre tägliche Arbeit, setzt ihre Zielvereinbarungen durch, sucht nach Lösungen, wenn das nicht gehen soll, bringt viel Zeit und Engagement mit. Sie kann auf besondere Situationen reagieren.

Einschätzung der Zusammenarbeit zwischen Vorgesetzten und Mitarbeiter:

Sehr offen und vertrauensvoll, können sich aufeinander verlassen, bewahrt trotzdem die Stellung der Leiterin zur Erzieherin.

Mitarbeitergespräch aus dem Jahr 2013.
Allgemein:
Frau Könnige-Sonnenblum nahm an einer Freinet-Fachtagung teil und bereitete Weiterbildungsveranstaltungen in der Einrichtung für das Team vor und führte diese durch. Zur Hort-Fachtagung erarbeitete sie eine Präsentation und leitete einen von mehreren Mitarbeiterinnen besetzten Informationsstand.

Stärken, Interessen, Entwicklungsbedarf und Fortbildung:
Umfassender Überblick in der Einrichtung. Engagement und Eisatzbereitschaft. Frau Kornblum-Müller ist kritikfähig, sieht wo es „brennt" und handelt danach.

Einschätzung der Zusammenarbeit zwischen Vorgesetzten und Mitarbeiter:

Offene und sehr gute Zusammenarbeit.
Diese Topp-Inhalte und Notizen der Personalgespräche könnten fast ins endlose wiedergegeben werden.
Aber damit soll es genug sein... !

Kapitel

Nicht nur in Pralle an der Malle

Da es sich bei diesem Buch um einen erdachten Roman handelt und nicht um ein Sachbuch oder sogar um eine wissenschaftliche Arbeit, wird auf ein genaues Quellenverzeichnis und korrektes Kennzeichnen von Zitaten verzichtet.

Das Frauenmagazin *Brigitte* berichtete von einer Sekretärin namens Colette aus Frankfurt am Main, die eine geringfügige spastische Behinderung hatte. Einen kleinen *Sprachfehler,* welchen man kaum wahrnehmen konnte. Colette bildete sich fleißig in Abendkursen an einer Volkshochschule (VHS) weiter und war auf der Arbeit mindestens ebenso tüchtig wie ihre Kolleginnen. Dennoch bekam sie keine qualifizierten Arbeitsaufgaben. Ihr „Aufgabengebiet" war das Fertigen von Fotokopien. „Du bist hier die Deppin, Idiotin", musste sie sich stets anhören. Oder Sie hörte den fetten Chef brüllen: „Schicken Sie doch die blöde Colette dahin!". Selbstverständlich wollte Colette etwas dagegen tun. Aber was immer Colette dagegen einfiel, nahmen es ihre Kolleginnen zum Vorwand, um weiterhin ihren gemeinen und asozialen Spott mit ihr zu treiben.

Über Barbara aus Süddeutschland berichtete das Magazin *Stern*. Barbara war schwanger und freute sich sehr darüber, dass ihr langersehnte Kinderwunsch bald in Erfüllung gehen würde. Aber ihre nächste Kollegin und sogar Duz-Freundin begann sie „anzugiften": „Was hast du denn Dir dabei gedacht, Dich schwängern und wie eine polnische Gans voll und rund stopfen zu lassen. Jetzt muss ich die komplette Arbeit alleine erledigen und der Chef muss für Dich auch noch tüchtig Schotter (*Sie meinte das Gehalt*) auf den Tisch legen. Allmählich fingen alle Kolleginnen und Kollegen über Barbara schlecht zu reden und „herzuziehen". Blickkontakte bekam sie nicht mehr und niemand redete mit ihr. Betrat sie ein Zimmer, verstummten sofort die Gespräche. Die Kommunikation bestand nur noch aus obszöner, gossenhafter Anmache oder anonym hingeklebten, gelben Zetteln. „Kauf Dir ein anderes, wohlriechendes

Parfüm. Du stinkst wie ein Puma im Gehege". Barbara berichtete dem *Stern* , dass man sie wie eine Aussätzige behandelt habe und mutmaßte, dass die Kolleginnen und Kollegen dazu habe provozieren wollen, auf ihren gesetzlich zustehenden Mutterschutz zu verzichten.

Psychologie Heute berichtete von einem Angestellten in Aschaffenburg am Main, der unter ständiger Herabsetzung durch die Kollegen dauerhaft litt. Kleine Nadelstiche, Gesten der der Missachtung: Tiefes Ausatmen und bedachtes Kopfschütteln etwa: Wieder dieser Kammbläser oder allgemeines Schweigen, wenn er konstruktive Vorschläge unterbreitete. Er lieferte stets seine getane Arbeit korrekt ab, erhielt aber nie eine fällige Rückmeldung. Tobias wurde hinsichtlich ungenügender oder falscher Arbeitsergebnisse kritisiert, geschweige denn wegen guten, manchmal sogar exzellenter Arbeitsergebnisse angesprochen. Tobias spürte immer wieder, wie ihn die Kolleginnen und Kollegen mieden und überhaupt nicht beachteten. Durch ihr betriebliches Verhalten machten sie Tobias einfach klar: Du bist eine absolute Null, eine Zahl ohne Eigenwert!

Ricarda aus Dresden war Sachbearbeiterin in einer Vertriebsfirma. Ihr Team bekam eine neue Chefin, die schon einige Tage nach ihrem Eintritt anfing, die schicke Ricarda wie Luft zu behandeln. Wenn Ricarda irgend etwas mit ihrer Teamleiterin besprechen wollte, so berichtete kürzlich die Mädchenzeitschrift *Maxi,* wurde sie gemein und abschätzig behandelt. Die Chefin schüttelte nur immer unentwegt den Kopf, als wolle sie sagen: Kommen Sie mir nur nicht immer mit so dummen Fragen, mit so einen Scheiß...! Die Teamleiterin besprach nie etwas mit Ricarda, gab ihr keine Arbeitsanleitungen. Auch wurde niemals Lob oder Kritik an Ricarda ausgesprochen. Schließlich bemerkte die langbeinige Ricarda, dass immer mehr von ihren Arbeitsaufgaben von Kolleginnen und Kollegen stillschweigend übernommen wurden. Ricarda sprach schließlich ihre Teamleiterin

Margitta darauf an, aber die schüttelte stets träge den Kopf und wollte von nichts wissen. Ricarda kündigte schließlich!!!

Das war es erst einmal mit: „Kurzmeldungen aus den Printmedien".

Das persönliche Leiden und die peinigende Seelenqual wird erst dann richtig transparent und sichtbar, wenn man die mehr als nur leidige, sondern kriminelle Angelegenheit mit Frau Könnige-Sonnenblum, intensiv und äußerst aufmerksam betrachtet.

Kapitel:

Mein Burnout – Die Ursachen

Es ist eine Beschreibung der Ursachen des Burnout von Frau Kornblum-Müller.
Es sind ganz persönliche, also keine Allerweltsbeschreibungen.
Auch keine dahingedroschene Phrasen, „schlechte" Phantasien oder sogar einfach „mal in die Welt" gesetzte üble Behauptungen.

Mein psychischer und physischer Zustand (*seelischer und körperlicher Zustand*) verschlechterte sich im Verlauf des letzten Jahres erheblich. Nicht nur extreme Schlafstörungen, schweißtreibende Alpträume und auch grausame Existenzängste gehörten dazu. Unkontrolliertes Weinen, Zittern am ganzen Körper, plötzlich eintretendes Herzrasen und immer öfters auftretende Atemnot bestimmten meinen geregelten Alltag und Tagesablauf.

Kreislaufzusammenbrüche,
Schwächeanfälle und Panikattacken
peinigten raubten mir meine
tägliche Lebensqualität.
Aus dieser Notsituation heraus
versuchte ich vermehrt mich durch
übermäßigen Genuss von Alkohol
und durch „kettenartiges" Rauchen
von extremstarken Zigaretten zu
betäuben.
Es ist also kein Wunder, dass sich
mein gesundheitlicher Zustand in
rasanter und atemberaubender
Geschwindigkeit zusehends
verschlechterte.

Glücklicherweise konnte mich mein
Ehemann Klaus-Gustav sehr
beruhigen.
Gegen die täglichen gemeinen
verbalen Angriffe der Kolleginnen
am Arbeitsplatz konnte ich mich
nicht mehr zu Wehr setzen.
Ich war allmählich kraftlos
geworden!!!!

Mein ganzes soziales Umfeld, insbesondere meine geliebte Familie, litt unter meinen gesundheitlichen Problemen, meinem offensichtlichen, erschreckenden körperlichen Verfall, den stets auftretenden Panikattacken und den daraus resultierenden, oft nicht erklärbaren Verhaltensweisen.

Einen stetigen und immer mehr fortschreitenden „Time-Out" (Sozialer Ausschluss), insbesondere gegenüber meinen langjährigen Freunden, gegenüber meinen engen Verwandten und Bekannten wurden von mir, zuerst unbewusst, immer schneller, intensiver und völlig unberechtigt praktiziert.
Meine persönliche Ausweglosigkeit gipfelte darin, dass ich keinerlei Sinn in meinem sonst so erfüllten und mehr als zufriedenen, glücklichen Leben sah.
Ich wollte nicht mehr leben!!!

Ich erwischte mich immer öfters dabei, mein erst vage dahinfabulierten Gedanken in grausame Realität umzuwandeln und schließlich zu realisieren.
Ich wollte nicht mehr leben!!!

Klaus-Gustav, mein geliebter Ehemann, zog die „Reißleine" und überzeugte mich durch endlose, durch ihn geduldig geführte Diskussionen darüber, endlich gemeinsam zum Arzt oder zu einer stadtbekannten Ärztin zu gehen.
Bei der stadtgefundenen Konsultation berichtete, nein besser erzählte ich Frau Doktor Hannelore Finckenbeiner in Gegenwart meines Gatten die bereits geschilderten Symptome, zunehmenden Ausfallerscheinungen, Ängste und inneren Konflikte.

Hierbei vielen Dank an Frau Dr. H. Finckenbeiner, dass Sie sich ungewöhnlich viel Zeit für mich als „Kassenpatient" genommen hat!

Auch berichtete ich Frau Dr. Finckenbeiner darüber, dass ich mich für eine kompetente, konfliktfähige (und was ganz wichtig ist) kritikfähige Erzieherin halte.

Dies wurde durch meine ehemalige, langjährige Hortleiterin, Frau Ursula Liebscher, im Rahmen eines qualifizierten Zwischenzeugnisses bescheinigt.

Frau Dr. Finckenbeiner attestierte mir eine sofortige Arbeitsunfähigkeit.
Ich wurde für die Dauer von drei Wochen krankgeschrieben!!!
Nach den drei Wochen der Genesung und Erholung trat ich meinen Arbeitsplatz als Horterzieherin mit „frischen" innovativen, kreativen Ideen und neue, ausgeprägter Motivation wieder an.
Dieser Zustand war leider nicht von langer Dauer!!!

Schon nach fünf Arbeitstagen, welche mich die neue Hortleiterin Frau Romina Preussler als Mitarbeiterin kannte (die Vorgängerin von Frau Ursula Liebscher befand sich nun im langverdienten Ruhestand) wurde eine Supervision wegen meines Verhaltens angesetzt.

Supervision (Lateinisch für Über-Blick) ist eine Form der Beratung für Mitarbeiter, unter anderen in psychosozialen Berufen.
Supervisionen werden von einem Supervisor, der zumeist eine entsprechende Qualifikation oder zumindest eine Zusatzausbildung besitzt, geleitet.
Einzelpersonen, Gruppen lernen in der Supervision ihr berufliches oder ehrenamtliches Engagement zu prüfen und zu verbessern.
Dazu werden mit den Teilnehmern Ziele vereinbart.

Inhalte sind also die praktische Arbeit, die Rollen- und Beziehungsdynamik unter anderem auch.

Zwischen den Mitarbeitern. Also, das viel beschriebene und hochgepriesene Miteinander. Teamwork!!!

Angemerkt sei, dass Frau Preussler weder irgendwelche Ziele für die Supervision definierte, geschweige denn mit dem vielbeschworenen „Team" Ziele der Supervision besprochen und danach festgelegt hat!!!

Frau Preussler hatte auch keine Qualifikation für die Durchführung und Leitung einer Supervision.

Ganz zu schweigen von einer eventuellen Zusatzausbildung!!!

...Und das in einer Einrichtung, einem Kinderhort, der sich offiziell der frühkindlichen Erziehungsarbeit, einer elementaren Grundsteinbildung und Förderung des Bildungsbereiches „Kommunikation, Sprache und Schriftkultur" (Fachzeitschrift Praxis) gewidmet hat.

Um es nochmals klar und deutlich herauszustellen:
Die neue Leiterin Romina Preussler kannte mich genau fünf Tage und setzte für eine Supervision völlig unqualifiziert eine Teamsitzung an!!!

Nach offizieller, allgemeiner, mündlicher Bekanntgabe, des Termins der Supervision musste ich mir nicht nur von Frau Preussler des öfteren vorhalten lassen:
„Nach der Supervision wird alles besser..."
Meine geschätzten Kolleginnen erinnerten mich an eine „Tibetanische-Gebetsmühle".

So oft es eben ging, wurde stets mir gegenüber heruntergeleiert: „Nach der Supervision wird alles besser".
Natürlich ohne mir direkt in die Augen zu schauen und ohne eine kollegiale, ja vielleicht sogar freundschaftliche Atmosphäre zu schaffen!!!
Das Verhalten meiner Kolleginnen und meiner Vorgesetzten empfand ich als gefährliche Bedrohung und persönliche Drohung!
Bei diesem „kollegialen" Miteinander, der Ausgrenzung und Falschheit des hochqualifizierten Fachpersonals kam es „überraschenderweise?" zum Rückfall.
Mein physischer und körperlicher Zustand hatte sich sofort rapide verschlechtert.

Weg war sie, die nach der Krankschreibung wieder gewonnene Freude auf den Arbeitsplatz, die Umsetzung kreativer Ideen oder vielleicht Visionen für die praktische Umsetzung der Erziehungsarbeit in der Kinderbetreuungseinrichtung.

Meine früher sehr geschätzten Kolleginnen, welche mich vor einem halben Jahr als anerkannte Erzieherin ansahen, grüßten mich kaum noch und gingen mir, wann immer möglich, aus dem Weg.

Diese plötzliche, wie aus dem „heiteren Himmel" kommende Missachtung meiner Person, das plötzliche Ausgegrenzt sein, waren Gründe, dass ich nicht mehr so froh wie Jahre zuvor zur Arbeit ging. Plötzliches, öffentliches Weinen (auch auf dem Gehweg oder in der Straßenbahn), Zittern am ganzen Körper und das gefürchtete Herzrasen setzten wieder ein.

Auf dem Nachhauseweg zwischen Arbeitsstätte und Wohnung, versagten mir sogar ohne zuvor erkennbaren Grund die Beine.

Ich fiel beim Überqueren der Straße, dort zwischen Einkaufscenter und Milchteich, auf die viel frequentierte Hochstraße.

Ich war einige Zeit benommen und nur einem aufmerksamen, deutschen Passanten hatte ich es glücklicherweise zu verdanken, dass ich nicht von einem herannahenden Audi A6 überfahren wurde.

Herumlungernde, erwachsene, ausländische Menschen und neben mir die Straße überquerende, ebenfalls nicht in unserem Kulturkreis aufgewachsene Gestalten ließen mich einfach kaltschnäuzig auf dem glitschigen, nassen Asphalt liegen.

Meinem nicht näher benannten und bekannten Lebensretter, aus Schlemitz, dafür recht herzlichen Dank! Dem Barmherzigen sei Dank, dass der kulturinteressierte Gast sich in der Großstadt Pralle an der Malle ein wenig verlaufen hatte.

Er wollte die über die Stadt- und Landesgrenzen überaus bekannte Schreibmaschinenausstellung „Erika und ihre flotten Typen" besuchen. Die Sonderausstellung findet im Technischen Halloren-und Salinemuseum (Saline Technikus) statt. Die überwiegende Anzahl der Exponate (Ausstellungsstücke) stammen von einem stadtbekannten und in Pralle an der Malle nicht nur geborenen, sondern auch dort wohnhaften Reformpädagogen.

Dem Muselmann (en) sei keinen Dank gezollt!!!

Mit meinem treusorgenden Ehemann Klaus-Gustav, er war stets an meiner Seite, machte ich quasi die Nacht zum Tag.

Unwillkürlich und fast regelmäßig ab dreiundzwanzig (23:00) Uhr.

Stundenlange Diskussionen wurden sehr häufig durch meine heftigen, unkontrollierten Weinkrämpfe, die bis zur totalen Erschöpfung reichten, unterbrochen.

An den notwendigen Schlaf und sonstige nächtliche, partnerschaftliche und natürliche Aktivitäten war natürlich nicht zu denken.

Durch dieses durchlebte Martyrium nahm nicht nur meine Seele, meine Psyche Schaden, sondern mein ganzer Körper rebellierte und fing an die doch lebensnotwendige Nahrungsaufnahme zu verweigern!

Dies äußerte sich nicht nur durch permanente Appetitlosigkeit, sondern dass ich nach fast jeder Nahrungsaufnahme erbrechen musste.

Bei meiner Körpergröße von 1,73m betrug mein persönliches Normalgewicht 56 kg. Bei meiner wirklich nicht tonnenförmigen Erscheinung verlor ich rapide innerhalb von 14 Tagen bereits an die 10kg Körpergewicht!!!

Ich brachte also 46kg auf die Waage-bei einer Körperhöhe von 1,73m!!!

Verwandte, Bekannte, Freunde und unsere Familien sahen mich stets mitleidig an, gaben gut gemeinte Ratschläge zum Essverhalten zum Besten!

Mein Mann sorgte sich immer mehr und überzeugte mich abermals davon, nochmals meine Ärztin Frau Dr. Finckenbeiner aufzusuchen.

Meinen augenscheinlichen körperlichen Verfall und den psyschischen Druck in meinem betrieblichen Umfeld brauchte ich der behandelten Ärztin nicht weiter zu erklären.
Die Auswirkungen waren ja klar ersichtlich!
Eine erneute Krankschreibung erfolgte in der Mitte des Monats Dezember und wurde am ersten und zweiten Arbeitstag des neuen Jahres unterbrochen.
Durch ein intensives und situationsangepasstes, ärztliches Beratungsgesprächs wurde mir schlussendlich bewusst, dass sich die gesundheitliche Situation nur dadurch ändern lassen wird, wenn eine Kündigung meines langjährigen Arbeitsverhältnisses erfolgen würde.
Nach einigen Tagen des Überlegens, es mögen wohl zwei oder drei Tage gewesen sein, fasste ich den Entschluss mein

Arbeitsverhältnis aufzukündigen.

Viel stand auf dem Spiel:
Den seit über 29 Dienstjahren (ausschließlich der gleiche Arbeitgeber) erworbenen Besitzstand, meinen erreichten Urlaubsanspruch und den Höchststand der monatlichen Vergütung.
Um nur einige Beispiele zu nennen.
Es fiel mir nicht leicht, aber trotzdem: Ich kündigte meine Beschäftigung und nahm Abschied vom Kinderhort!

Da dies ja wie eingangs bereits erwähnt, kein Fachbuch über die Thematik „Mobbing" ist, dem Autor fehlt dazu das Fachwissen, wird hier allgemeinverständlich über klinische Befunde und Erkenntnisse aus der Stressmedizin berichtet.
Es ist sicherlich müßig darüber ernsthaft darüber zu diskutieren, wo denn eigentlich der Unterschied zwischen Stress und Mobbing liegt.

Aber grundsätzlich ist unstrittig, dass Stress ein biologischer und Mobbing ein sozialpsychologischer Zustand ist.

Mobbing ist ein sozialpsychlogischer Zustand, dessen Ursachen zumeist im System der vorgefundenen, erlebten Arbeitsorganisation und im persönlichen Erleben vorgefunden wird.

Bei Mobbingopfern wird allgemein festgestellt, dass nicht über gesundheitliche Einzelphänomene geklagt wird, sondern ein ganzes Bündel von (zuerst) unspezifischen Einzelsymptomen festzustellen ist.

Hier möchte ich folgende Symptome als Beispiele anführen:

Magenschmerzen, Appetitlosigkeit, Schlafstörungen, Depressionen und innere Unruhe. Eine Bekannte von mir nannte einmal diese innere Unruhe „Innere Verrücktichkeit".

Das bekanntermaßen und auch völlig verständlich Mobbingopfer diese Symptome stets wieder aufs Neue erfahren, die Attacken immer wiederkehren und über einen längeren Zeitraum vorkommen, die Opfer sich stets geistig immer wieder damit beschäftigen (zum Beispiel durch Innere Monologe. durch geführte Diskussionen), führt dies zwangsläufig zu einem Teufelskreis.

Unter dem sozialen Druck und auf Grund der Angst- und Unruhezustände, die ja nie abgestellt werden, verschärfen sich die Stresssymptome. Sie weiten sich in Körper aus.

In einer landesweiten schwedischen Untersuchung über Mobbing im Arbeitsleben wurden die Mobbingopfer auch befragt, unter welchen Symptomen sie den litten.

Die Antworten wurden ausgewertet und es wurden schließlich sieben Gruppen identifiziert, geortet.

Der Gruppe 2 (dies ist in keinster Weise eine Wertigkeit, sondern ganz einfach eine Einteilung nach einer statistischen Analyse) gehört Frederike Könnige-Sonnenblum, unser Mobbingopfer an.

In dieser Gruppe 2 werden bestimmte „Begleiterscheinungen" des spezifischen Vorfalls Mobbing eben in eine bestimmte nummerierte Gruppe zusammengefasst:

Das wären Albträume, Bauch-und Magenschmerzen, Durchfall, Erbrechen, Übelkeit, „Kloß" im Hals, Weinen, Einsamkeit und Kontaktarmut.

Also: Symptome wie bei Frederike Könnige-Sonnenblum beobachtet und berichtet.

Kapitel

Erlebte Gemeinheiten

Ich möchte nicht lamentieren, denn irgendwelche „Missstimmungen" oder falsch verstandenes Karrieredenken und verwerfliches (ich meine nach gemeiner Art und Weise) zielbewusstes Streben nach „Höherem" kommt am Arbeitsplatz immer mal vor. Manchmal keine Einzelfälle??!!
Bewusste Lügen (elegant auch landläufig als Unwahrheiten bezeichnet), bösartige Intrigen und Verbreiten von rufschädigenden Gerüchten musste ich plötzlich kennenlernen, und das war für mich ein völlig neues Erleben, auf welches ich sehr gerne verzichtet hätte.
Im Kinderhort – am Milchteich!!!

Geradezu spöttisch liest sich die pädagogische Konzeption „Kinderhort am Milchteich", wenn Theorie und Praxis, also gelebte pädagogische Fachkompetenz im Alltag aufeinanderprallen.

Die pädagogische Einrichtung hat sich ganz dick auf die „Fahnen geschrieben", dass ihre Arbeit einem ganzheitlichen Bildungs- Erziehungs- und Bildungsauftrag dienen soll!

Absoluter Schwerpunkt der Hortarbeit dabei ist, dass soziale Kompetenzen wie Selbstständigkeit, Verantwortungsbereitschaft und Gemeinschaftsfähigkeit, Toleranz und Akzeptanz gegenüber anderen Menschen, Kulturen und Lebensweisen... nicht nur erworben, sondern absolut gefördert werden soll.

„Kindern das Wort geben"

Diese stets öffentlich propagierte Zielsetzung, lässt sich gut lesen, noch besser durch theoretische Gespräche weitergeben oder sogar erstklassig, unter Berücksichtigung elektronischer Medien (entsprechende Web-Seiten usw.) mit Interessenten teilen. Also multiplizieren!!! Fake News???

Aber wie sieht es hinter den Kulissen aus?

Eine erfolgreiche Theaterinszenierung, dort wo der zahlende Besucher die Darsteller bei ihren Rollenspielen interessiert beobachten kann und von der Kulisse oft beeindruckt, gestattet nicht einen Blick hinter die Bühne der Akteure.

Letzteres eben nur für Eingeweihte, die sogenannten Insider!!!

Viele Jahre fühlte ich mich bei meinem Arbeitgeber sehr wohl!

Nicht nur meine durch viele absolvierten Weiter- und Fortbildungsmaßnahmen, meine persönlicher Zufriedenheit akzeptiert, sondern eben auch als Mensch mit Hingabe zum Beruf (mit früher oftmals schriftlich bescheinigter Kernkompetenz) voll im Erzieherteam integriert.

Ich leitete große Teile von Informationsveranstaltungen, konzipierte Informationsmaterialien für öffentliche Handreichungen, führte Beratungs- und Elternabende durch und entwickelte pädagogische Projekte.

Ein Projekt, an das ich mich sehr gerne erinnere, war das Projekt „Frau Holle".

Auf die pädagogische Zielsetzung möchte ich hier nicht weiter eingehen, weil sonst die Geschichte vom Thema „Mobbing" allzuweit wegführen würde.

Die Projektgestaltung „Frau Holle" ist kurz beschrieben.

Kinder aus der mir anvertrauten Gruppe spielten das bekannte Märchen „Frau Holle".

Wir kennen es ja zumeist aus der Märchensammlung der Gebrüder Grimm. Die Tüchtige wird ja am Ende reich belohnt.

Aus dem ersten Stock wurden dazu Kopfkissen mit Federn auf einige Gruppenmitglieder ausgeschüttelt.
Die Bettfedern verteilten sich in einem großen Umkreis im Hortgelände.
Am anderen Tag kam der fünfjährige Alexander auf mich zu, gab mir ein federähnliches Dekorationsstück in die Hand und sagte voller kindlicher Überzeugung zu mir:
„Frau Könnige-Sonnenblum so weit sind die Federn geflogen...!
Alexander wohnte sechs Kilometer von der Kinderbeteuungseinrichtung entfernt!!!

Meine tägliche pädagogische Arbeit machte mir sehr viel Freude.

Bis... Frau Romana Preussler als neue Hortleiterin ihren Dienst antrat.

Auch schmieriges Auftreten, verfettete Haare, scheinbar des öfteren nach Alkohol riechend (insbesondere nach dem arbeitsfreien Wochenende), dass muss ja nicht immer ein Ausschlusskriterium (KO-Kriterium) für so eine hochwertige Leitungsposition darstellen.

Vielleicht ist das Sprichwort „Neue Besen kehren gut", doch kritisch zu hinterfragen???!

Sicherlich war der scheinbar fast tägliche Restalkohol im Blut von Frau Preussler nicht schuld daran, dass Sie unwillkürlich Kinder anschrie, sogar ab und zu Ohrfeigen verpasste, Kinder grob und wild durchschüttelte und sogar bereits beim frühmorgendlichen Einlass die Kinder vor Betreten des Kinderhortes, wie beim Militär, in Zweierreihen antreten ließ!

Ich war Augenzeuge und Frau Preussler wurde von mir stets auf ihr unfassbares, linde gesagt „unpädagogischen" Auftreten und die unpassenden Handlungen angesprochen.

Neue und langjährige Kolleginnen nahmen diese unsägliche Handlungsweise von Frau Preussler bewusst nicht zur Kenntnis

Vielleicht spielte die Angst, den Arbeitsplatz zu verlieren, eine wesentliche Rolle? Oder war es einfach unsägliche Feigheit vor etwaigen Diskussionen, zukünftigen Dienstplaneinteilungen und vielleicht zukünftigen „Sonderaufgaben"?

Dieses permanente Wegducken und damit verbundene „Obrigkeitshörigkeit" ist gesellschaftlich falsch und gehört erst recht nicht in eine Kinderbetreuungseinrichtung.

Nun wurde gegen mich richtig ins „Feld gezogen".

Mit heruntergelassenem Visier und gezogenem, scharf geschärftem Langschwert!!!

Meine Arbeitsleistung wird falsch bewertet:

Nach einem Unfall eines Kindes auf dem horteigenen Spielplatz, eine Kollegin hatte dort die Aufsicht, fragte ich meine Chefin Frau Preussler (Sie schien leicht angetrunken zu sein und schwankte ein wenig), ob ich die Mutter des Kindes informieren soll?
Die Leiterin Frau Preussler sagte „Ja".

Ich telefonierte mit der Mutti.

Im Unfallbuch hatte die aufsichtsführende Kollegin dann eingetragen, dass die benachrichtigte Mutti das Kind abholen soll. Das hatte ich mit der Mutti nicht so vereinbart
Ich wurde der Lüge bezichtigt.
Diese Lüge wurde sage und schreibe fünfmal in Fallbesprechungen und Teambesprechungen thematisiert.

Ich wurde dabei stets als Lügnerin dargestellt und allmählich wurde mir Schritt für Schritt unterstellt, dass ich mit Hortkindern, große persönliche Schwierigkeiten hätte

Die Kolleginnen „stimmten" plötzlich in den bitteren Kanon der Verleumdungen, der niederträchtigen Lügen lautstark ein.
Jahrelanges Engagement und wirklich gelebte Eigeninitiative, ich führe hier exemplarisch das inhaltliche Entwickeln, altersgerechte Dekoration im Kinderhort und Entwickeln von kostengünstigen, pädagogischen Lernmaterialien für das Hausaufgabenzimmer, auf welches zwangsläufig gruppenübergreifend genutzt wird, fand nicht nun auf einmal keine Beachtung mehr, sondern es wurde als unerwünscht abgelehnt.

Meine Arbeiten im Kreativbereich wurden immer mehr in Frage gestellt. Kinderbriefe und Kinderarbeiten, welche an mich persönlich gerichtet waren bzw. mit meinem Namen gekennzeichnet waren, wurden von den Wänden abgerissen und schleunigst entfernt.

Üble Gerüchte und Lügen (bekannt aus dem Amerikanischen und jetzt leider umgangssprachlich verharmlosend als „Fake News", immer mehr Einzug findend im öffentlichen und privaten Sprachgebrauch) nahmen böswilligerweise immer mehr zu.

Meine Krankschreibung wurde bewusst mit den Worten „Na, die macht wohl noch Urlaub oder ist es hier zu stressig?" in Frage gestellt. Von mir nicht getroffene Absprachen mit Grundschullehrerinnen wurden einfach erfunden und mir in übler Art und Weise vorgeworfen. Ich wurde einfach beschuldigt mit Eltern verhaltensauffälliger Kinder telefoniert zu haben und hätte damit *ohne* Weisung gehandelt zu haben.

Obwohl diese Beschuldigungen nicht den Tatsachen entspricht, darf doch wohl allgemein die Frage erlaubt sein, ob nicht selbstständiges Handeln des pädagogischen Personals begrüßenswert erscheint und im Rahmen der zeitgemäßen Personalführung als lobenswerte Eigeninitiative unbedingt gefördert werden sollte? Jeder kleinere Betrieb, jedes mittelständische Unternehmen, von Konzernen ganz zu schweigen; fördert selbstständiges, zielgerichtetes und der Unternehmung nutzendes Handeln durch emanzipierte Mitarbeiter!

Doch damit nicht genug!!!

Mir wurde plötzlich vorgeworfen, dass ich mich über die Weisungen der neuen Hortleiterin, Frau Preussler, stetig hinwegsetzen würde.

Infame Beschuldigungen machten zuerst im Verborgenen, dem betrieblichen Getuschel, die Runde.

So gab es primitive Darstellungen wie: Ich belausche oftmals die Telefongespräche der Leiterin, kontrolliere im Geheimen alle Mitarbeiter oder würde versuchen den Kinderhort aus der „zweiten" Reihe zu leiten.

Auf Fragen der nicht nur mir anvertrauten Kinder: „Wo ist denn Frau Könnige-Sonnenblum?", antwortete die Leiterin Frau Preussler und mindestens zwei mir vertraute Mitarbeiterinnen:

„Frau Könnige-Sonnenblum arbeitet jetzt woanders, die kommt nicht mehr zu euch zurück".

Zu diesem Zeitpunkt war ich noch im Unternehmen angestellt und für die nächsten zwei Wochen im Krankenstand.

Selbstverständlich hatte Frau Preussler, als alles überblickende Kinderhortleiterin und alle Kolleginnen und Kollegen davon Kenntnis!!!

Laienhaft würde ich sagen, dass ich von der allgemeinen Kommunikation ausgeschlossen wurde

Dazu aktuelle Beispiele:

Wichtige Informationen der Betreuungseinrichtung bekamen die Mitarbeiter in Gesprächen im Büro der Mitarbeiterin mitgeteilt. Ich wurde ausgeschlossen.

Verschiedene Hortsituationen wurden mit allen Mitarbeiterinnen, natürlich ohne mich, ausgewertet.

Ich erhielt keine Informationen von Gesprächen mit dem Elternkuratorium. Alle wurden informiert-ich natürlich nicht!

**Mir wurde verboten die Kinderdruckwerkstatt zu betreten und ich wurde von Diskussionen und Absprachen der pädagogischen Arbeit ausgeschlossen.
Ein Führen von Elterngesprächen wurde mir schließlich verboten.**

*Wie es sich natürlich für eine Hortleitung in einer Großstadt wie Pralle an der Malle gehört, war die neue Leiterin diplomierte Sozialpädagogin.
Dabei unterstelle ich ganz bewusst, dass Sie die fünf Axiome (Grundregeln) des Kommunikationswissenschaftlers Paul Watzlawik zu meinem Nachteil sofort zielgerichtet anwandte.
Ich unterstelle weiterhin, dass sie zumindest im Grundstudium aufgepasst hat.*

*Zur kurzen Erklärung:
Paul Watzlawik entwickelte als Kommunikationstheoretiker sein*

Kommunikationsmodell mit fünf Grundregeln, die er als Axiome nannte.
Diese Axiome zeigen auf, wie eng verbale Kommunikation mit Beziehung und Gefühlen (Emotionen) verknüpft und gegenseitig abhängig sind.

In dem Axiom „Man kann nicht + nicht + miteinander kommunizieren (es ist wohl das bekanntestes Axiom), beschreibt er auch den Aspekt der nonverbalen Kommunikation. Also Gesten, Mimik und Verhalten.
Für Watzlawik ist nicht nur der Inhalt entscheidend, sondern auch wie man etwas sagt oder nicht sagt. Oder wie man sich verhält.
Zur Verdeutlichung ein Beispiel aus dem alltäglichen Leben.

Sie benutzen einen Fahrstuhl und sind für kurze Zeit mit einem Fremden, einem Unbekannten auf engem Raum allein. Wenn sie ihre Ruhe haben wollen, meiden Sie den Blickkontakt. Sie reden nicht. Dadurch teilen sie dem anderen Fahrstuhlnutzer durch Schweigen und Verhalten mit, dass sie keine Kommunikation wünschen.
Somit kommunizieren sie mit ihrem-verhalten, dass sie keine Kommunikation wünschen. Eigentlich ein Paradoxon.

Persönlich erlitt ich die krankmachende Anwendung vom Axiom:
Man kann nicht nicht kommunizieren.

Ausgrenzung und Isolation waren nun an der Tagesordnung.
Zu Beginn wurde ich von der Leiterin und den Mitarbeitern kaum noch gegrüßt. Später überhaupt nicht mehr.

Wenn ich das Erzieherzimmer betrat, in dem sich alle anderen Kollegen und Kolleginnen befanden und sich lebhaft unterhielten, verstummten sofort die Gespräche.

Sofort wurde der Raum von den anwesenden Kollegen verlassen.
Bei notwendigen gemeinsamen Vorbereitungen, beispielsweise „Tag der offenen Tür", arbeitete ich vom Team getrennt. Keiner wollte mit mir arbeiten, geschweige denn sich mit mir auch nur im Ansatz unterhalten.
Auf meine Fragen, ob ich denn helfen könnte, bekam ich leider immer zur Antwort:

„Deine Hilfe wird nicht benötigt".

Damit aber noch immer nicht genug.

Mein ausgeübtes Ehrenamt in der weit über die Grenzen der Stadt Pralle an der Malle bekannten Kinderdruckwerkstatt (Integrativer Bestandteil und Kernpunkt des Kinderhortes am Milchteich) wurde mir von der Leiterin des Horts verboten.

Da ich einige Jahre alleine wohnte, habe ich der Einrichtung praktisch 483 (vierhundertdreiundachzig) Stunden ehrenamtliche Tätigkeit im letzten Jahr geschenkt. Lebenszeit!!!!
Ich erinnere an die eingangs teilweise von mir wiedergegeben Konzeption des Kinderhorts.
Das ausgesprochene Verbot wurde ohne Angaben von Gründen ausgesprochen.
Bei Nichteinhaltung wurde mir mit arbeitsrechtlichen Konsequenzen gedroht.

Für die sozialpädagogische Leitung „meines Betriebes" spielte es also keine Rolle, dass „im Herzen" des Kinderhortes so brachial mit mir umgegangen wurde.
Es spielte also keine Rolle, ob ich mithelfen durfte wie Sprache beim Drucken den Kindern „begreifbar" gemacht werden kann.

Das Zusammensetzen der Buchstaben zu Wörtern, das Entstehen des Satzes, die Auswahl der Druckfarbe und des Papiers machen gleichermaßen Mühe und natürlich Spaß.
Eben ein Bestandteil elementarer Bildung.
Gerade in diesem Wohnviertel, einem sozialen Brennpunkt.

Prosoziales Handeln wurde also vom pädagogischen Arbeitgeber nicht nur vehement unterbunden, ja sogar: verboten.

Ohne den freiwilligen, ehrenamtlichen Einsatz der Bürger würden viele Projekte und Bereiche des sozialen und öffentlichen Lebens kaum existieren können.

Diese Tatsache auch unser Staat erkannt und fördert das freiwillige Bürgerengagement durch eine in der finanziellen Höhe begrenzten Aufwandsentschädigung und gegen Unfall- und Haftpflichtschäden.

Öffentliche und offizielle Ehrungen sind wichtige Kennzeichen für eine besondere Würdigung des „Ehrenamtlers".

Nicht nur durch das permanente Ausgrenzen durch die Kollegen nahm ich Schaden!

Das tägliche praktische Handeln, das gemeine und gemeinsame Schikanieren durch meine manchmal „hochqualifizierten" Kollegen und Kolleginnen setzten mir natürlich gewaltig zu.

Kapitel

Auszüge aus meinem Mobbing-Tagebuch

Tja, die neue Leiterin Frau Romina Preussler kannte mich „schon" fünf Arbeitstage und schon wurde eine Supervision angesetzt.
Nachweislich hatte dieses Mittel der innerbetrieblichen Personalführung nur das Ziel, mit mir irgendwie „abzurechnen" und mich (warum auch immer) richtig fertig zu machen.
Bemerkenswert. Es wurde geheuchelt, gelogen und mit „gezinkten Karten" gespielt!
Nach der Supervision wurde unter Augen- und Ohrenzeugen von Frau Preussler bei jeder sich ihr bietenden Gelegenheit leise dahingeflötet:

„ Frau Könnige-Sonnenblum bald wird alles besser..."

Natürlich konnte sich daran niemand erinnern!!!
Als physischer und physischer „Kombipack" wurden mir Arbeiten aufgebuckelt, welche immer mehr an meiner positiven Grundsubstanz kratzten, diese abbröckeln ließen.
Hierzu ein paar erlebte Beispiele:
Ich wurde von der Leiterin beauftragt bei starken Regen mit den Kindern in den Garten zu gehen und sie zu beaufsichtigen. Auf meinen Hinweis hin, dass es doch sehr stark regnet anwortete Frau Preussler, „ das macht Ihnen doch nichts aus, Frau Könnige.- Sonnenblum es regnet doch nur leicht, vielleicht ein wenig mehr als ein gewöhnlicher Nieselregen", schaute mir mit ihren verwässerten (vermute vom übermäßigen Alkoholgenuss) auffordernd in meine Augen und lächelte mich mit ihren stark nikotingefärbten und sanierungsbedürftigen Zähnen an.

Andere Kolleginnen und Kollegen müssen bei Regen und Schnee nicht in den Garten!!!

An mehreren Tagen war ich mit 70 (siebzig) Kindern alleine im Hortgarten. Dies ist nach dem Gesetz in keinster Weise zulässig. Üblicherweise waren sonst vier Erzieherinnen zur Aufsicht eingeteilt...!
Um meine Belastbarkeit weiter subtil bis an die Belastbarkeitsgrenze zu treiben, wurden verhaltungsauffällige Kinder, sie trugen leider tiefensitzende Aggressionen aus, von anderen Erzieherinnen unter leisen Anweisungen der Leiterin in meinen Verantwortungsbereich geschickt.
Mit gelebter Schadenfreude beobachteten dann die Kolleginnen, ob ich denn mit den mir gruppenfremden Kindern zurecht kommen würde.

Meine Gruppe wurde also mit Kindern, welcher eine besonderen pädagogischen Zuneigung bedürfen, methodisch und zielgerichtet überfrachtet.

Zum offensichtlichen Ärgernis der Leiterin und der beteiligten Pädagoginnen („Kolleginnen") gingen ihre menschenfeindlichen Planungen und bösen Absichten nicht auf!!!
Unter situationsgerechter, pädagogischer Einflussnahme und zielgerichtetem Handeln konnte ich diese prekären Situationen entschärfen und das verhaltensauffällige Gebaren der betreffenden Hortkinder *(welche ja nicht aus meiner Gruppe kamen)* **zumindest teilweise und zeitlich befristet abbauen.**
Ich löste eine Kollegin bei der Aufsicht im Außengelände ab, da diese die Toilette aufsuchen wollte. Leider kam die Mitarbeiterin

auch nach 3 Stunden nicht zurück. Zum Dienstschluss sagte sie nach Nachfrage von mir, wo sie denn geblieben sei: „ Huch, dass habe ich vergessen".

Wie ich einige Tage später durch einen Zufall erfahren habe, hat diese Person (Flittchen?), mit Wissen und Einverständnis der Leiterin, ihren jugendlichen 18 Jahren jüngeren Freund (er hatte sogar vor einigen Tagen sein 22igstes Lebensjahr vollendet) für ein „paar" Stunden im Ruheraum empfangen. Der Raum ist mit einem bequemen, vielseitig nutzbaren Sofa und Waschgelegenheit ausgestattet!!
Der Ehemann der ehrenwerten Kollegin befand sich zu der angegebenen Zeit mit starkem Fieber krank zu Hause und „hütete" das Ehebett!!!!

Kapitel

Fragwürdige Gespräche

Das Kennenlerngespräch mit der neuen Hortleiterin Frau Preussler verlief nach einem kurzem „warming up" *(in diesem Fall ist das „Aufwärmen" vor dem eigentlichen Gespräch gemeint, auch als icebreaker, also das Eis brechen, oftmals bekannt)* nicht in ihrem unordentlichen, chaotisch anmutenden Dienstzimmer, sondern in einem kleinen Nebengelass in der Nähe des Haupteingangs.

Einige Kehrbesen und andere Utensilien hatte augenscheinlich der Hausmeister vergessen, ordentlich in sein dafür vorgesehenes Zimmer wegzuräumen.

Ziemlich schnell, also ohne Umschweife und unnötigen Zeitverlust, kam Frau Preussler zum Kern des Gesprächs.

Nachdem ich um klare, verlässliche, pädagogisch-fachliche Anweisungen hinsichtlich der bekannten Hortkonzeption bat, wurde von der Hortleiterin Romina Preussler darauf nicht eingegangen.

Frau Preussler sprach von aufreibenden Ferien und betonte mehrmals, dass viele Kinder nicht in diesen Kinderhort gehörten. Sie seien massiv verhaltensauffällig und benötigten besondere sozialpädagogische Betreuung!!!

Ich konnte mich der Meinung von Frau Preussler nicht anschließen und erwiderte, dass wir seit vielen Jahren mit diesen Kindern arbeiten würden. Es ist ja hier immerhin ein sozialer Brennpunkt. Ich betonte weiterhin, dass diese Kinder nicht verhaltensauffällig sind, sondern eben Defizite im sozialen und emotionalen Bereich aufweisen.

Ich bemerkte ich, dass sich diese Kinder wohl nicht verändert hätten.
Dass es eben sehr wichtig sei, mit den Kindern individuell zu arbeiten, spezifische pädagogische Angebote zu unterbreiten und was nach meiner Meinung von immenser Wichtigkeit sei: den Kindern zuhören!!!

Dieses Modell hatte sich in der Vergangenheit stets bewährt!!!

Die neue Hortleiterin antworte darauf leider nicht, wechselte das Thema und erklärte, dass in diesem Hortteam wohl nicht alle an einem Strang ziehen würden... .
Die Bezeichnung Team, Mannschaft hätte die pädagogische Belegschaft nicht verdient. Ein Team sei für Sie beim besten Willen nicht zu erkennen!
Auch sei es ihrer festen Überzeugung der ausschließliche Grund für viele Auffälligkeiten der Kinder...!

Zu meiner Überraschung schrie mich Frau Preussler ohne für mich erkennbaren Grund plötzlich an und „trompetete" mit eisigem Blick:
„ Die Kinder müssen wissen, wer hier das Sagen hat und müssen sich gefälligst daran halten. Haben wir uns verstanden?"

Dabei roch es unangenehm säuerlich aus ihrem Mund...!

Frau Preussler wechselte den harschen Tonfall, näherte ihr Gesicht bis auf das für mich Unerträgliche, blies mir einen süßlichen Rauch von einer von ihr bereits vorbereitetem zigarettenähnlichem Gebilde ins Gesicht *(hatte das „Genussteil" plötzlich aus der Brusttasche ihres viel zu weiten, braunkarierten, mit leichten Schmutzflecken besudelten Baumwollhemdes gezogen und flott angezündet)* und flüsterte mir mit einem drohenden Unterton zu:

„Ihre ehrenamtliche Tätigkeit ist in dieser Organisation ab sofort unerwünscht. Ich verbiete es Ihnen!!! Das wir uns unmissverständlich verstehen:
 Ich verbiete es Ihnen!!!
Das ist eine dienstliche Anweisung, ... haben wir uns verstanden?!!!".
Fragen-Keine!!!

Auch wurde mir von Frau Preussler im leisen Ton mitgeteilt, dass ich an keiner Weiterbildung, Fachtagung und Erfahrungsaustausch zukünftig mehr teilnehmen darf!!!
Völlig verdattert und ein wenig durcheinander verließ ich die „Rumpelkammer" des Hausmeisters.

(Frau Preussler verweilte noch eine Weile dort und rauchte ihren „Genussstengel" in Ruhe auf).
Süßer Geruch lag in der Luft und durchzog den frisch renovierten, im freundlichen zitronengelb gehaltenen Hausflur...!

Dieses angebliche Gespräch gab mir sehr zu denken...!
Warum werden die Kinder urplötzlich so schlecht geredet?
Meine persönlichen Erfahrungen der letzten Jahre waren, dass neu in den Kinderhort aufgenommenen Kinder, gerade die „ABC-Schützen" *(woher dieser umgangssprachliche Begriff der Schulanfänger eigentlich herkommt, ist zu meist unklar)* einer ruhigen und besonnenen pädagogischen Betreuung bedürfen und das Hortleben durch mehrmaliges Erklären gewöhnt werden müssen!
Dabei ist es besonders wichtig, dass Überforderungen stets vermieden und besonders persönliche Interessen aufmerksam erfragt werden müssen.
Das persönliche Gespräch *(wie fast überall im Leben)* ist dabei besonders wichtig und von entscheidender Bedeutung!
Diese Maxime der Hortarbeit ist seit Dienstantritt der neuen

Leitung wohl nicht mehr gültig!!!???

Ein anderer „pädagogischer" Ansatz hat wohl nun im Kinderhort „Am Milchteich" Einzug gehalten!

Wie ersichtlich bevorzugt die neue Leiterin Romina Preussler unrühmliche „Erziehungsmittel" wie brachialen Druck auf die Kinder ausüben, stetige Angst verbreiten und schreiend die anvertrauten Kinder zu maßregeln *(hier gilt was ich sage, „ähhh ihr zieht wohl Luft, habt ihr hohlen Eierköpfe nicht verstanden was ich gesagt habe)*.

Wohl durchdacht und eben mit kalkulierter Fachkunde werden diese verbalen Repressalien stets geschickt mit einer aggressiven, ja sogar bedrohlichen Körperhaltung an die teilweise eingeschüchternden Hortkinder weitergegeben.
Unser Kinderhort ist das ganze Jahr geöffnet, also auch in den Schulferien.

Die Mitarbeiter und Mitarbeiterinnen teilen sich ihren Jahresurlaub untereinander so auf, dass auch in dieser Zeit eine Betreuung der Kinder gewährleistet ist.

Vor allem in den ostdeutschen Bundesländern haben viele Kinderhorte (Kinderhort oder einfach nur als Hort bezeichnet sind ja sozialpädagogische Einrichtungen der Kinder- und Jugendhilfe) auch über die Schulferien geöffnet und bieten spezielle Ferienprogramme mit zumeist angepassten Öffnungszeiten an.

Am Ende der Sommerferien erzählte mir der siebenjährige Andrasch dass er auf dem Weg ins Freibad seine Hortgruppe verloren hatte und er den Weg dorthin nicht wusste.
Aus diesem Grund ging Andrasch wieder zurück in die Horteinrichtung und wartete dort.

Andrasch sagte zu mir vertrauensvoll: „Stell dir mal vor, keiner hat´s gemerkt, dass ich weg war. Und dann musste ich ins Büro von Frau Preussler der Leiterin. Das war schlimm!!!"
Auf meine Nachfrage bei den Kolleginnen Frau Cerny und Frau Nachthans bekam ich leider keine Antwort und wurde von den beiden Damen mit einem ironischen Lächeln einfach im Flur stehen gelassen.

Vieles ist menschlich und Fehler passieren immer wieder. Jedoch ist es für mich einfach unvorstellbar, dass ein Kind einfach verloren geht und es niemand merkt. Auch im Freibad wurde die Gruppe nicht einmal durchgezählt! Dieser Eklat wurde auch in keiner Dienstversammlung nur andeutungsweise angesprochen oder vielleicht ausgewertet.

In einer wöchentlichen Dienstberatung machte ich den Vorschlag für die neuen „Erstklässler" wie in den vergangenen Jahren auch, ihren Schulranzen mit einem Aufkleber unserer Einrichtung „Sonnendeuter" zu kennzeichnen.

Dies hilft bei der Abholung der neuen Schulkinder und die „Erstklässler" finden auch schneller ihren Schulranzen. Gerade nach den Unterrichtseinheiten wie Sport (Turnen) und anderen schulischen Aktivitäten, bei denen sich der Schulranzen nicht unmittelbar bei den Kindern befindet.

Frau Preussler unterbrach mich harsch bei meinem Vorschlag mit den Worten:

„Das ist eine Stigmatisierung der Kinder. So etwas gibt es bei mir nicht!".

Die anderen Kolleginnen nickten, obwohl ja das Gegenteil in der Vergangenheit von allen praktiziert worden ist und, äußerten sich nicht mehr dazu.
Im weiteren Verlauf der Dienstberatung oder auch vielerorts Besprechung genannt, kam ich dann nicht weiter zu Wort!
Meine Meinungen und Vorschläge waren auf einmal nicht mehr gefragt!
Eine für mich überraschend angesetzte Dienstberatung in Anwesenheit der Fachbereichsleiterin Frau Sylvana Kleckeis hatte folgenden thematischen Inhalt:

„Es wird zur Teambildung und zur Strukturveränderung eine Supervision geben. Der erste Termin ist noch für dieses Jahr geplant".
Weitere Ausführungen, Erklärungen erfolgten leider nicht!

Übergangslos wurde dann thematisiert: „Auffälligkeiten" einiger Kinder".

Hier versuchte ich meine Sicht der Dinge darzustellen:

Das Schulanfänger eine gewisse Eingewöhnungszeit bedürfen, da sie ja die Organisationsabläufe im Kinderhort noch nicht wissen könnten.

Dass es einen gewissen Integrationsprozess und einen dazugehörigen Zeitbedarf bedarf, um die Kinder in den Hortalltag zu integrieren.

Leider wurden meine Gedanken und die damit verbundenen Ausführungen von der Hortleiterin Frau Preussler strikt unterbrochen und meiner Bitte doch ausreden zu dürfen, unhöflicherweise nicht stattgegeben.

Kennzeichen einer zeitgemäßen Mitarbeiterführung?

Eine von mir früher sehr geschätzte Kollegin sprach von massiven Auffälligkeiten bei dem neuen Hortkind Petrow Petrowitsch.
Zur Problemlösung unterbreitete die Fachbereichsleiterin Sylvana Kleckeis den Vorschlag:
„Drohen Sie den Eltern so oft es geht mit Sanktionen, dann kündigen diese Spätaussiedler erfahrungsgemäß von alleine, mit ihrem Schäferhund! Das Problem wäre dann schnell gelöst!".

Selbstverständlich drückte ich mein Unverständnis darüber aus, dass nun pädagogische Probleme und Aufgaben, so gelöst werden sollen!

Die Fachbereichsleiterin Sylva Kleckeis und die Hortleiterin tuschelten leise miteinander.
Leider verstand ich kein Wort! Wohl nicht verwunderlich!!!

Ein weiteres Beispiel von Falschheit und gelebter Gemeinheit zeigt dieses folgende Erleben exemplarisch auf:
Meine Aufgabe war es, die „Erstklässler" aus der Gesamtschule „Am Milchteich" abzuholen und in den Kinderhort zu begleiten.
Ein neuer pädagogischer Mitarbeiter fragte mich, wie wir es denn mit den ersten Klassen handhaben wollen?

Mein Vorschlag war, die neuen Schüler direkt in den jeweiligen Klassenzimmern abzuholen.
Diese Absprache übermittelte ich an alle Teamkollegen und Teamkolleginnen im Hort. In dieser Woche verlief alles problem- und reibungslos.
In der darauffolgenden Woche kam es gelinde gesagt zu chaotischen Zustände. Es erinnerte an ein Gewusel auf einem ausländischen, fremdländischen Basar.

Die in dieser Woche verantwortliche Kollegin wusste plötzlich von keinerlei Absprache der letzten Woche zwischen der Gesamtschule und Kinderhort!
In der darauffolgenden Dienstbesprechung wurde mir von der Hortleiterin sehr lautstark vorgeworfen, eigenmächtig gehandelt zu haben.

Eigenmächtig? Wobei?

Sie verbittet sich solche Dinge und bemerkte nebenbei: „ Auch das werden wir in der Supervision klären. Danach wird alles besser".

Höflich bat ich um das Wort mit der Bitte, mich rechtfertigen zu dürfen und die getätigten Absprachen nochmals zu wiederholen.
Dies wurde mir von der Hortleiterin verboten!

In einer weiteren Dienstbesprechung stellte eine redegewandte Kollegin fest, dass sich vieles im Kinderhort verändert hätte. Sie sei entsetzt über die Aggressivität der Kinder und perplex über die Strukturlosigkeit im Kinderhort.

Die Leiterin forderte mich auf, die momentane Situation aus meiner Sicht zu schildern.

In meiner persönlichen Darstellung ging ich wiederholt darauf ein, dass den Kindern einfache Abläufe im Hort nicht bekannt seien und dass fast keine pädagogischen Angebote unterbreitet werden. Hinzu kommt, dass auf dem horteigenen Spielplatz allzu häufig jegliches, im Kinderhort aber vorhandene, Spielmaterial fehlt!

Ich gab der Besprechungsrunde vorsichtig zu bedenken, dass vielleicht doch etwas besser auf die Bedürfnisse der Kinder eingegangen werden muss.

Die nach dieser Dienstbesprechung stattfindende Frühstücksrunde war für mich sehr unangenehm.
Alle Kolleginnen und Kollegen stierten mich nur starr an und keiner sprach mit mir ein Wort.
Dies galt auch für den Rest des Arbeitstages. Auf meine Fragen, was den los sei, bekam ich leider keine Antwort!
Die Mitarbeiter wanden sich von mir ab!!!

Die sonst hoch gelobte pädagogische Arbeit ändert sich merklich!!!

Im ersten Stock der Horteinrichtung sah ich, wie die Hortleiterin ein Kind von anderen Kindern aus der Spielgruppe zu trennen versuchte.
Der Junge war sehr wütend und zugegebernermaßen ungewöhnlich aufbrausend.

Der Junge namens Olav wollte der Leiterin unbedingt etwas erklären und war nicht zu beruhigen. Er kam nicht zu Wort.

Da Olav nicht zu beruhigen war, schleifte Frau Preussler den Jungen sehr grob in den gegenüberliegenden Flur.

Der Junge wehrte sich angestrengt, hielt sich am Treppengeländer fest und rief sehr laut: „Du tust mir weh!!!"

Andere Kinder schauten entsetzt zu, fingen an zu weinen und liefen aufgeregt umher.

Als ich dazukam, versuchte ich auf Olav beruhigend einzureden. Ich wollte ja nur helfen, den Konflikt zu schlichten.

Die Leiterin Frau Preussler rief mir lautstark zu:

„Verschwinden Sie!" und schlug die Bürotür ihres Dienstzimmers heftig hinter sich zu.

Zeuge des „unappetitlichen" Geschehens waren zwei Mütter, welche ihre Buben etwas früher aus der Betreuungseinrichtung abholen wollten!
In meiner gesamten, langjährigen Dienstzeit hatte ich so etwas, Gott sei Dank, noch nie erlebt!
Ich war innerlich so aufgewühlt, dass ich das erste Mal in meinem Leben Albträume, hervorgerufen durch das berufliche Umfeld durchleben musste.
Kinderschreie gingen mir durch den Kopf, peinigten mich und ich wachte schweißgebadet kurz nach Mitternacht auf.

In den darauffolgenden Tagen rief mich meine Kollegin Elvira Straßenbau des öfteren privat an und wollte wissen, wie ich die derzeitige Situation in der Horteinrichtung sehe und einschätze.

„Ich komme mir vor wie in einer Irrenanstalt", beklagte sie sich, „hier brauchen bald alle Medikamente". Elvira erklärte mir telefonisch, dass sie nicht wie die Hortleiterin in der Lage sei, so rigoros körperlich gegen die Kinder vorzugehen.

Bei dieser scheinbaren „Offenheit" meiner Kollegin schilderte ich ihr ehrlich meinen momentanen Gemütszustand und erklärte meine, persönliche Sicht der Dinge und bemerkte vertrauensvoll:

„ Mit Anbrüllen der Kinder und diktatorischen Anweisungen und Gehabe hat man keine Erfolg. Das Kennen die Kinder leider schon von zu Hause her. Leider zur Genüge".

Schon drei Tage später ärgerte ich mich über meine vertrauensvolle Redseligkeit gegenüber Elvira, denn die Hortleiterin Frau Preussler hielt mir kurz darauf in einem unangemeldeten Personalgespräch vor, dass ich mich nicht nur kritisch, sondern höchst rufschädigend über Sie und der Kinderbetreuungseinrichtung geäußert habe!
Die Kollegin hatte nichts Besseres zu tun gehabt, als diese vertrauensvollen Telefongespräche „brühwarm" an die Leiterin weiterzugeben. Vielleicht (sicherlich?) erfolgten die „kollegialen" Anrufe gemäß Leitungsauftrag!!!

Nach den beiden Telefonaten sprach Elvira nicht mehr mit mir. Auf eindringliches Nachfragen von mir, warum sie denn unsere vertraulichen Gesprächsinhalte weitergegeben habe, bekam ich leider keine Antwort.

Ich war für meine liebe Kollegin Elvira einfach Luft.

Diese Missachtung erlebte ich nun besonders ausgeprägt auch von den anderen Kolleginnen und Kollegen.
In meinem Beisein wurde bei den Frühstückspausen kaum noch gesprochen. Blickkontakt wurde mir permanent verweigert und in kleinen Pausengesprächen gingen alle auseinander, wenn ich mich dazustellte.
Ich wurde kaum noch gegrüßt, geschweige denn mein freundlich dargebotener Gruß erwidert.
Ich war tief enttäuscht! Frustriert und sehr, sehr traurig!!!
Leider setzten sich diese unkollegialen Kommunikationsverläufe fast endlos fort und gipfelten schamlos in einem angeblichen Mitarbeitergespräch *(in Wirklichkeit war es ein aktenkundiges Personalgespräch)* in der Zentrale des sozial – pädagogischen Trägers.

Eine Auswertung meiner erzieherischen Tätigkeit des vergangenen Jahres fand im Dienstzimmer der Fachbereichsleiterin statt.

Gegen Ende des sehr professionell geführten Personalgesprächs versuchte ich behutsam auf meine derzeitige Situation, der ganzen erlebten üblen Misere aufmerksam zu machen.
Antwort der Fachbereichsleiterin Frau Sylvana Kleckeis:

„Ja, ich weiß, in dem Boot sitzen sie jetzt, da müssen sie durch…“.

Sie ordnete pedantisch ihre teuren Stifte senkrecht nebeneinander auf ihren „klinisch“ wirkenden Schreibtisch, legte die Aktendeckel ihrer säuberlich gefertigten Aufzeichnungen aufeinander und komplimentierte mich ohne weitere Verabschiedung aus dem Besprechungszimmer!!!

Die neue aus Spendengeldern beschaffte Kaffeemaschine blubberte und es roch nach aromatisch sehr gut gerösteten Arabica-Kaffee.

Mit Zimt!

Epilog

Was immer die Gründe solcher Behandlungen, solcher Quälereien eines Mobbingopfers sein sollten, gibt es immer doch sicherlich stets einen gemeinsamen Nenner. Unzureichende oder unzeitgemäße rücksichtslose Machtausübung und Personalführung.

Dies kann innerhalb einer Mitarbeitergruppe geschehen oder wie geschildert von den entsprechenden Vorgesetzten, der Leiterin der Kindertagesstätte Frau Romana Preussler und der Sachbereichsleiterin Frau Sylvana Kleckeis

Wie die Beispiele zeigen, soll der Einfluss der Mitarbeiterin unter allen Umständen eingeschränkt werden, denn viele Jahre Berufserfahrung, langjährige, ja sogar bewährte Ehrenamtstätigkeit beim Arbeitgeber von Frau Könnige.Sonnenblum lassen fast automatisch einen gewissen Einfluss erwachsen.

Schwache, ich gehe sogar soweit und spreche von unfähigen Vorgesetzten, wollen den gewachsenen, also historisch entwickelten Einfluss der betreffenden Mitarbeiterin unter allen Umständen schwächen oder wie geschehen rücksichtslos brechen.

Hierzu dienen grobe Beschimpfungen, Drohungen, Lügen und eben dreckige Maßnahmen, mit dem Ziel, die effektive Arbeit des ausgesuchten Opfers schwer, ja sogar unmöglich zu machen

Auf jeden Fall ist es das absolute Ziel, die Unterwerfung der Mitarbeiterin (Mitarbeiters) zu erreichen.
Diese destruktive Mitarbeiterführung und hinterhältige Personalverwaltung, gepaart mit durchdachtem, zielgerichtetem Kalkül eines professionellen Schachspielers, zieht die am Arbeitsplatz anwesenden Mitarbeiter geplant mit ein.
Vielleicht spielt die existenzbedrohende Angst um den eigenen Arbeitsplatz eine wesentliche Rolle oder man ist einfach froh, die am Arbeitsplatz sehr bewährte und erfahrene Kollegin endlich los zu werden?

Wissen und Können werden oftmals als unbequem und äußerst lästig empfunden!

Es fängt eben an: Mobbing von oben nach unten, Mobbing auf derselben Ebene und schlussendlich: Die Kombination dieser beiden Arten.
Die gemeinste und hinterhältigste aller Mobbingarten!
Nach der längeren Zeit des Mobbens war Frederike Kornblum-Koennige psyschisch und folglich danach physisch sehr angeschlagen.
Kein Wunder, denn alle Augen waren permanent auf Frau Könnige-Sonnenblumn gerichtet.
Könnige-Sonnenblum gibt man stets die Schuld, Könnige-Sonnenblum war die Unfähige, die Lügnerin und die Versagerin!
Schlechthin: Der Sündenbock!
Rechtsbrüche werden durch den Arbeitgeber geduldet, veranlasst und bei den mobbingbeteiligten Mitarbeiterinnen und Mitarbeitern (den „Mobbern") stillschweigend toleriert.
Praktisch erlebte Rechtsbrüche waren:

Verstöße gegen das Recht, gehört zu werden, sich weigern Mitteilungen entgegenzunehmen, bewusste und absichtliche Verleumdung, Voreingenommenheit von Vorgesetzten, Absprachen treffen hinter dem Rücken des Opfers, Versuche vertrauliche Informationen über das Opfer, von dem Opfer, zu erhalten und einige mehr.

Das erreichte Endziel der Vorgesetzten von Frau Frederike Könnige-Sonnenblum war wohl eine Eigenkündigung zu veranlassen.
Hat ja dann letztendlich auch geklappt.

Danksagung

Ich bedanke mich bei meinen Leserinnen und Lesern, die mich ermunterten einen neuen Roman zu schreiben.

Liebe Bettina, ich danke dir dafür, dass du geduldig jede meiner Überlegungen angehört und das Manuskript aufmerksam gelesen hast.

Ein riesengroßes Dankeschön gilt meinem langjährigen Freund, der mich auf die Idee brachte, einen Roman über dieses Thema zu schreiben und mir ein tolles Exposee anfertigte.

Anhang

**Das Taschenbuch
„Horror am Arbeitsplatz"**

**ist als ebook auf folgenden
Verkaufsplattformen erhältlich:**

**Weltbild, Amazon, Thalia,
Hugendubel, Barnes & Noble,
 Casa del Libro, iBookstore,
Kobo/Fnac, Google iBooks,
e-Sentral, Scibd, xinxii, bücher.de,
eBook.de
 und einige mehr**

**Ebenso sind auf diesen
Verkaufsplattformen von**

Bettina Bauch

**folgende Bildbände als ebook
erhältlich:
„ An der Nahe"
„Blumen Blüten"
„Freiberg im Erzgebirge: Der DOM"
„Schloßpark Lichtenwalde"**